AF497363

ÉTUDES HYGIÉNIQUES

SUR LES

HALLES CENTRALES DE PARIS

PAR

LE DOCTEUR TESSEREAU,

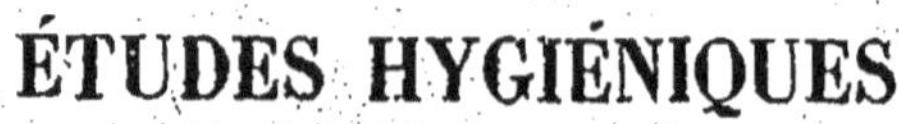

Professeur d'hygiène de l'association polytechnique, médecin du bureau de
bienfaisance du 4ᵉ arrondissement de Paris, et du 6ᵉ dispensaire de la Société
philanthropique, membre de la Société médico-pratique, etc., etc.

————

IMPRIMERIE

DE HENNUYER ET Cⁱᵉ, RUE LEMERCIER, 24.
Batignolles.

—

1847

ÉTUDES HYGIÉNIQUES

SUR LES

HALLES CENTRALES DE PARIS

PAR

LE DOCTEUR TESSEREAU,

Professeur d'hygiène de l'association polytechnique, médecin du bureau de bienfaisance du 4e arrondissement de Paris, et du 6e dispensaire de la Société philanthropique, membre de la Société médico-pratique, etc., etc.

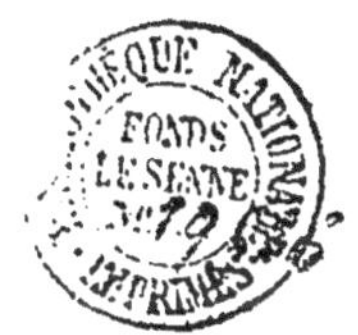

IMPRIMERIE

DE HENNUYER ET Cᵉ, RUE LEMERCIER, 24.

Batignolles.

1847

ÉTUDES HYGIÉNIQUES

SUR

LES HALLES CENTRALES DE PARIS.

Imprimerie de HENNUYER et Cⁱᵉ, rue Lemercier, 21. Batignolles.

ÉTUDES HYGIÉNIQUES

SUR

LES HALLES CENTRALES DE PARIS.

Les habitants du quatrième arrondissement sont vivement préoccupés du projet d'agrandissement et d'embellissement des halles centrales de la ville. Ce projet, qui a déjà eu plusieurs commencements d'exécution, et qui continue de germer dans la pensée des autorités administratives, va bientôt trouver une solution définitive.

Plusieurs plans ont été proposés, et l'un d'eux, adopté par l'administration et par le Conseil municipal, n'attend plus que quelques formalités nouvelles pour être adopté définitivement.

Le temps que la ville et le Conseil municipal ont mis à étudier ce plan, la mission confiée par M. le préfet de la Seine à une Commission de trois membres, pour aller étudier les grands marchés des principales villes de l'Europe, prouvent suffisamment combien cette question est grave et difficile.

Quoique déjà une enquête ait été ouverte et terminée à la mairie du quatrième arrondissement, nous ne croyons point qu'il soit trop tard (1) pour donner notre avis, et nous espé-

(1) Depuis la lecture de ce travail au sein de la Société médico-pratique, une ordonnance royale, rendue en Conseil d'Etat, a arrêté définitivement les plans de reconstructions dont nous faisons ici la

rons qu'on ne nous trouvera pas trop téméraire d'oser
entrer en lice après des architectes et des ingénieurs, qui,
d'ordinaire, traitent seuls ces questions.

Médecin et habitant du quatrième arrondissement, nous
avons pu étudier à notre aise et sur les lieux la question des
halles centrales et générales, et il nous a paru qu'elle pouvait être de nouveau traitée au double point de vue de l'hygiène et de l'encombrement du quartier.

Le marché des Innocents est regardé par tous les hommes
qui s'occupent d'hygiène publique, comme un des points
les plus insalubres de la capitale. Pour nous, il n'y a point à
Paris de foyer plus actif et plus persévérant d'émanations
nuisibles à la santé.

Il faut habiter le quartier des Innocents, et être obligé de
le traverser à toute heure de jour et de nuit, pour se faire
une idée du mouvement extraordinaire qui s'y opère tous
les jours de deux à dix heures du matin, pour connaître et
comprendre toutes les causes d'insalubrité qui y sont accu-
mulées, et pour apprécier exactement la gêne et le préjudice
que le marché occasionne à toutes les branches de commerce
qui l'avoisinent.

Depuis le moment où la vente en gros commence jusqu'à
celui où le son de la cloche chasse les marchands, ce ne
sont plus seulement les places destinées par la ville pour le
marché, qui sont occupées, mais bien toutes les rues environnantes : les unes sont pleines de légumes à vendre, les
autres de légumes vendus. Il y a là un double mouvement
dont il est utile de bien se rendre compte pour parvenir à
améliorer l'état actuel.

Les premiers venus sont les jardiniers de la campagne. A

critique. Les travaux vont commencer, cependant nous ne perdons
pas tout espoir. Ces travaux dureront des années ; nous mettrons ce
temps à profit, et nous nous efforcerons de faire valoir près de l'autorité administrative de nouveaux arguments sur la nécessité de conserver la place et la fontaine des Innocents.

onze heures ils peuvent pénétrer dans la ville par les barrières, et tous et de toutes les barrières ils s'acheminent lentement vers le centre de la ville, vers le marché des Innocents,
en gagnant telle ou telle rue, selon la nature de leur chargement : les pommes de terre, vers la rue du Contrat-Social ;
les pois, vers la rue Rambuteau ; les choux, carottes, navets,
sont dirigés vers les rues Saint-Honoré, de la Ferronnerie et
Saint-Denis, et après un bon moment de repos, pendant lequel on calcule un peu sur les arrivages pour savoir à quel
prix on pourra vendre, la vente commence.

Les marchandes de Paris, dites *regrattières*, se choisissent une place et vont acheter, des paysans, les unes
une voiture entière de légumes, les autres un cent, un demi-
cent de choux, de bottes de carottes, d'artichauts, etc., etc.,
selon le plus ou moins d'argent dont elles peuvent disposer.

Les voitures sont déchargées, puis dirigées à vide par la
rue Saint-Denis, vers la place du Châtelet, le Pont-au-
Change, le quai de la Mégisserie, où elles stationnent jusqu'à dix heures, toutes enchâssées les unes dans les autres.
La marchandise est disposée sur le trottoir, sur la chaussée,
en pyramides serrées, surmontées pendant l'hiver d'une
chandelle dont la lueur produit un effet singulièrement pittoresque. Les rues Saint-Honoré, de la Ferronnerie, Lenoir,
Saint-Denis, le carreau de la Halle, la place Sainte-Opportune, etc., à ce moment, sont remplis d'une foule considérable de vendeurs, d'acheteurs et de porteurs.

Pendant ces premières transactions, il s'élève de cette
masse de marchands un bruit étourdissant de paroles, de
cris, qui vont troubler dans leur sommeil les habitants de
ces rues. Vers cinq ou six heures arrivent de nouveaux
acheteurs : ce ne sont point des habitants venant chacun
chercher la provision nécessaire à l'entretien de la famille,
ce sont des marchands fruitiers de la ville, des faubourgs et
même de la banlieue, qui tous viennent avec une voiture à
bras ou attelée d'un âne ou d'un petit cheval, acheter les lé-

gumes et fruits qu'ils vendent ensuite aux habitants de leur quartier. Ces nouveaux venus s'emparent de toutes les rues, ruelles, impasses environnantes et qui sont restées vides. Ainsi les rues de Rambuteau, Quincampoix, des Lombards, des Deux-Boules, des Mauvaises-Paroles, des Déchargeurs, de la Limace, des Bourdonnais, Béthisy, Thibault-aux-Dez, sont encombrées des voitures de ces marchands, qui, entrant pour ainsi dire les unes dans les autres, forment un mur du côté du trottoir et le transforment en une sorte de canal dont les marchands s'emparent. A mesure que la marchandise leur est apportée par les forts de la Halle, elle est déposée sur le trottoir, et ce n'est que lorsque leur marché est complétement terminé, c'est-à-dire sur les huit heures et demie ou neuf heures, qu'ils chargent leur voiture et pensent à abandonner enfin le quartier aux véritables propriétaires.

Lorsque l'heure du départ approche, les marchands en gros commencent par se ranger pour livrer passage aux voitures étrangères au marché, et dont la circulation avait été jusqu'à ce moment empêchée ; mais c'est à grand'peine que ces voitures parviennent à se frayer une route.

Les marchands *acheteurs* continuent de stationner pendant une heure encore dans les rues dont ils se sont emparés. Il en résulte une grande gêne pour la circulation des voitures publiques, et surtout pour celles de roulage qui, chaque jour, et à ces heures, viennent apporter de gros ballots de marchandises aux négociants habitant ces rues ; et bien souvent on voit survenir de fâcheux accidents, qui sont les suites inévitables de cet encombrement.

Tous ces légumes ont été, avons-nous dit, déchargés, jetés à terre, emportés sur de grands paniers, replacés à terre, puis enfin chargés de nouveau dans d'autres voitures. Pendant tous ces mouvements, bien des débris, feuilles, tiges, racines, légumes entiers même sont tombés sur le pavé ; d'autres y ont été jetés exprès afin de ne pas charger inutilement la voiture; aussi la rue de la Ferronnerie, par exemple, celle où se fait la vente en gros des choux, se trouve-t-elle, à huit heures du matin, tapissée de toutes les grandes feuilles regardées par les acheteurs comme inutiles et embarrassantes... A cette heure, et dans cette rue, on marche pour ainsi dire sur un gazon de feuilles de choux; mais les voitures qui sortent du marché ou qui s'y rendent, et celles qui ne font que le traverser, roulent sur ces feuilles, et bientôt ce tapis épais et moelleux, écrasé, broyé par les roues et par les pieds des chevaux, est transformé, surtout les jours de pluie, en une bouillie liquide et verdâtre, d'où s'échappe une odeur fétide, certainement nuisible à la santé de ceux qui habitent les maisons voisines.

Viennent les balayeurs : ceux-ci débarrassent le milieu de la rue, rassemblent tous ces débris en divers tas; mais les voitures qui ne cessent de passer étalent de nouveau ces immondices qu'elles continuent à broyer. Enfin s'approchent, à neuf heures en été et à dix heures en hiver, ces énormes tombereaux qui doivent emporter le tout; mais les voitures sont si mal chargées, si mal construites, qu'en gagnant les barrières éloignées, elles sèment tout le long du chemin des immondices qu'elles ont enlevées pour la plus grande propreté de la ville.

Le balai n'a point, d'ailleurs, débarrassé la rue des émanations délétères; cette bouillie formée de détritus de végétaux s'infiltre entre les pavés et échappe à l'action du balai, et si, dans la journée, quelques rayons ardents de soleil viennent à tomber sur la rue, la fermentation putride marche avec une grande rapidité, et l'odeur nauséabonde se fait encore plus vivement sentir.

Ce qui se passe dans la rue de la Ferronnerie se passe exactement dans toutes les rues où la vente en gros des légumes se fait; seulement, au lieu de choux, ce sont des navets, des pommes de terre, des oignons, qui se trouvent écrasés. Remarquons aussi que pour la vente au demi-gros, et notamment dans la rue de la Lingerie, les légumes exposés en vente sont posés sur de la paille bientôt convertie en un véritable fumier.

On comprend qu'un pareil état de choses, si dommageable à la santé publique, ait éveillé la sollicitude de l'autorité supérieure, et qu'elle ait hâte de faire disparaître ces causes d'insalubrité.

Voyons si le remède proposé, et je dirai même adopté, est véritablement efficace.

Pour parer aux inconvénients que je viens de signaler, on a proposé plusieurs plans de reconstruction et d'agrandissement des Halles. Le plan de M. Baltard (Victor), architecte distingué de la capitale, a été adopté par M. le préfet de la Seine et par le Conseil municipal.

Ce projet consiste à prendre un vaste espace qui serait limité ainsi qu'il suit :

A l'est, par la rue de la Lingerie prolongée ;

A l'ouest, par la rue du Four-Saint-Honoré ;

Au sud, par une ligne formée par les rues des Deux-Écus, du Contrat-Social et de la Petite-Friperie ;

Au nord, par le prolongement de la rue Coquillière et de la rue de Rambuteau vers la pointe Saint-Eustache.

Toutes les maisons comprises entre ces quatre grandes lignes principales seraient abattues. Sur cet espace devenu libre, et qui aurait la forme d'un carré long, on construirait huit corps d'abris, quatre petits et quatre grands, espacés entre eux de manière qu'on puisse établir dans les intervalles :

1° Les voies de service de ces abris ;

2° Les voies de circulation générale ;

3° Des dallages plantés et des trottoirs pour la vente en gros des légumes.

La première objection à faire à ce projet, et, pour nous, médecin, la plus sérieuse, parce qu'elle intéresse vivement la santé publique, est celle-ci : la vente en gros des légumes

continuera à se faire dans les rues, et les inconvénients que
nous venons de signaler, c'est-à-dire la réduction des débris en une sorte de détritus infect, résultat de l'écrasement
produit par les roues des voitures et les pieds soit des
hommes, soit des chevaux, existeront encore.

A-t-on bien songé qu'il y avait là une cause grave et certaine d'insalubrité? A-t-on songé aussi que, pour dépenser
une somme de 40 millions, il serait au moins convenable de
mettre à couvert les marchands et les acheteurs, et de ne pas
les laisser exposés, pendant quatre et cinq heures, soit aux
pluies abondantes qui tombent si souvent sur la ville de
Paris, soit à un froid rigoureux, dont les effets sont d'autant plus pernicieux qu'ils agissent sur des individus qui,
pour la plupart, sortent de leur lit? « La nuit du 20 janvier
1608, dit Sainte-Foix, cinq hommes qui amenaient des pro-
visions aux Halles furent trouvés morts de froid au coin de
la rue Tirechape. »

Ce dernier point de la question, qui ne manque pas d'importance à coup sûr, a été entrevu par l'auteur du projet,
mais résolu dans un sens différent du nôtre. Nous lisons à
la page 32 du Rapport adressé au préfet, le passage suivant,
qui mérite d'être cité ; il s'agit du marché de Liverpool :

« Il est à noter qu'à côté de ces édifices, qui se recomman-
« dent autant par leur grandeur que par leur bonne instal-
« lation, les gens de la campagne vendent leurs légumes sur
« la voie publique, à ciel ouvert ; ce qui achève de démon-
« trer que les abris sont loin d'être considérés comme indis-
« pensables à ces marchands temporaires. Le marché de
« Gill-Street, où, par exception, on leur a affecté une cour
« entourée d'une galerie couverte, est resté à peu près sans
« clientèle. » Et plus loin, page 35, nous trouvons encore :
« Mais, ainsi que nous l'avons déjà exprimé, en général, la
« vente en gros des légumes se fait en dehors des marchés
« couverts, sur les voies publiques circonvoisines. »

M. Baltard en conclut donc qu'il n'est pas nécessaire de

faire des abris pour les marchands temporaires. Nous pensons, nous, que ce n'est point à ces marchands qu'il faut s'adresser pour savoir s'il est convenable de vendre des légumes au milieu de la rue. L'habitant de la campagne, qui vient vendre à la ville ses légumes, veut pouvoir les décharger à son aise, et c'est justement ce qu'il trouve en s'arrêtant sur la rue. La marchandise est déposée à côté de la voiture, et il ne se préoccupe ni de la pluie, ni du froid, ni de l'insalubrité, encore moins de la gêne qu'il apporte aux habitants. C'est donc à l'administration de voir si dans cette vente en plein vent il peut y avoir des inconvénients pour la santé publique et pour la circulation générale.

Au premier abord, il semble que les inconvénients de la vente actuelle au milieu des rues doivent disparaître, le balayage étant plus facile et plus complet sur les dallages plantés d'arbres qui entoureront le nouveau marché ; et si les marchands voulaient se contenter de ces dallages et trottoirs, on pourrait éviter le broiement des légumes et les émanations qui en sont l'inévitable résultat. Mais il suffit d'étudier les habitudes de ces marchands pour être convaincu qu'une fois installés sur les trottoirs, ils ne tarderont pas à s'emparer de toute la rue.

M. Boutron, rapporteur au Conseil municipal, a lui-même prévu cet empiétement, car on lit, page 42 de son Rapport : « La vente des légumes trouve dans les dallages et les trot- « toirs abrités 10,300 mètres de surface applicables au seul « placement de la marchandise, et la contiguité de ces da - « lages avec les rues spécialement affectées au service des « halles permettra, au besoin, des emprunts sans incon- « vénients sur ces voies non bordées d'habitations. » Puisque l'on pense que ces emprunts pourront être faits, nous pouvons assurer d'avance qu'ils se feront ; mais nous ne pensons pas, comme M. Boutron, qu'ils se feront sans inconvénients.

« La part de la circulation générale est largement faite, « dit encore M. Boutron, par des rues qui pourront lui être

« ouvertes à tous les instants du jour et de la nuit, sans in-
« terruption, dans tous les sens ; savoir : de l'est à l'ouest,
« par les rues de Rambuteau et des Deux-Écus ; du nord au
« sud, par les rues du Jour, des Prouvaires, de la Tonnelle-
« rie et de la Lingerie. » Pour nous, nous sommes parfaite-
ment convaincu que la Commission municipale est là dans
une complète illusion, et si l'Administration et le Conseil
municipal n'étaient pas autant désireux qu'ils le sont de
mettre à exécution le projet adopté, ils auraient pu facilement s'apercevoir de l'erreur dans laquelle ils sont tombés.

Plus on accorde d'espace aux marchands, plus ils en exi-
gent. Il ne faut pas oublier que Louis XVI, en consacrant à
la vente des légumes l'emplacement de l'ancien cimetière des
Innocents, avait surtout pour but de désencombrer les rues
Saint-Denis et de la Ferronnerie, ce dont on peut se con-
vaincre par la lecture de l'ordonnance que nous reprodui-
sons ici textuellement :

Arrêt du Conseil, 9 novembre 1785.

« Le roi s'étant fait représenter en son Conseil le plan des
Halles de la ville de Paris, Sa Majesté a reconnu que malgré les changements et démolitions par elle précédemment
ordonnés, pour en augmenter l'étendue, le terrain sur lequel elles sont situées ne présente pas encore un espace suffisant pour y placer le marché aux herbes et légumes qui se
déposent journellement dans les rues adjacentes, notamment
dans les rues Saint-Denis et de la Ferronnerie, où elles oc-
casionnent un engorgement considérable et quelquefois dangereux ; Sa Majesté, toujours attentive à ce qui peut être
utile aux habitants de sa bonne ville de Paris, a déterminé
de transférer le marché aux herbes et légumes dans le terrain connu sous le nom de Cimetière des Saints-Innocents,
déclaré domanial par arrêt du 25 octobre 1785. Ce terrain a
paru d'autant plus convenable à cette destination que, se
trouvant à la proximité des Halles dont il formera la conti-

nuation, il procurera aux habitants l'avantage de trouver réunies dans un même arrondissement les denrées nécessaires à leur consommation. A quoi voulant pourvoir : ouï le rapport, le roi étant en son Conseil, a ordonné et ordonne que le marché aux herbes et aux légumes, qui se tient actuellement tous les matins dans les rues Saint-Denis et de la Ferronnerie, et autres adjacentes, sera transféré et établi sur le terrain qui formait ci-devant le cimetière des Saints-Innocents, après néanmoins que toutes les formalités et conditions prescrites par les lois canoniques et civiles, pour autoriser sa nouvelle destination, auront été remplies, et que ledit terrain aura été disposé conformément aux plans qui ont été adoptés pour que ledit marché y soit établi de la manière la plus commode pour le public.

« Signé Hue de Miroménil, et de Calonnes. »

Malgré le large espace accordé par l'ordonnance, la vente continua à se faire dans les rues Saint-Denis et de la Ferronnerie, etc. ; et depuis, toutes les fois qu'on a agrandi une place, une rue, aux environs du marché, on a vu les marchands s'emparer de ce nouveau terrain et continuer à s'étendre : la place Sainte-Opportune et la rue de Rambuteau en sont des exemples. Le matin, la rue de Rambuteau est, jusqu'à la rue Saint-Martin, encombrée de légumes et de voitures, et cette portion d'une rue neuve et si importante est interdite à la circulation des voitures jusqu'à dix heures du matin. Le résultat désiré par l'ordonnance de Louis XVI ne fut donc pas obtenu, et aujourd'hui, c'est encore, en partie du moins, pour remédier à l'encombrement de ces rues, qu'on songe à construire les nouvelles Halles.

Les marchands-vendeurs aussi bien que les marchands-acheteurs qui fréquentent chaque jour les Halles sont de leur nature très-envahisseurs. Nous venons de dire qu'après l'ordonnance de Louis XVI, ils se sont étendus sur la place de l'ancien cimetière des Innocents, *sans abandonner les rues Saint-Denis et Saint-Honoré ;* depuis, nous les avons vus

prendre , indépendamment des rues dont ils jouissent en-
tièrement, chaque petite place vacante. Il est donc très-pro-
bable, nous oserions même dire certain, que les voies inté-
rieures des nouvelles Halles, celles destinées au service même
du marché, seront peu à peu occupées par les marchands
pour y étaler et vendre leurs marchandises, et en basant nos
probabilités pour l'avenir sur ce qui se passe tous les jours
sous nos yeux, nous nous croyons autorisé à dire que, dans
un temps plus ou moins éloigné, il en sera de même de la
rue des Prouvaires et de la rue de la Tonnellerie, et alors,
malgré la largeur donnée dans le projet à ces deux rues, la
circulation générale des voitures étrangères au marché n'y
sera pas plus facile qu'elle ne l'est aujourd'hui dans les rues
Saint-Denis et Saint-Honoré. Il faudrait trouver sur les
trottoirs et dallages assez de place pour recevoir tous les
marchands qui vendent actuellement dans les rues de la Ferronnerie, Saint-Denis, Saint-Honoré, du Contrat-Social,
Charnier des Innocents, de la Poterie, etc., etc., et le nombre en est grand ; sans oublier que ce nombre augmentera
certainement, puisque la population parisienne augmente
sans cesse, et qu'à mesure que les marchands auront besoin
de place, ils la prendront sur la voie publique, ainsi qu'ils
le font aujourd'hui. Quand il en sera ainsi, n'est-il pas évi-
dent que les causes d'insalubrité qui existent se reproduiront;
que les légumes continueront à être écrasés par les pieds des
hommes et des chevaux et les roues de voitures ; que le balai
aura autant de difficultés à faire disparaître ces détritus de
végétaux en putréfaction? Il restera un seul avantage, c'est
que ces rues n'étant pas bordées de maisons, les miasmes
délétères n'iront plus, comme dans les rues Saint-Honoré
et Saint-Denis, incommoder les habitants dans leurs demeures;
mais aussi ils se répandront dans l'atmosphère du marché,
rendront cette atmosphère très-malsaine ; puis, chassés par
les vents, ces miasmes iront porter leur pernicieuse influence
sur une grande partie de la ville. En admettant que les mar-

chands abandonnent ces rues, soit volontairement, soit contraints et forcés par la police, il faut songer à la place nécessaire soit aux voitures des marchands-vendeurs, soit aux voitures des marchands-acheteurs ; ces dernières voitures, placées aujourd'hui dans les petites rues proches du marché, où elles empêchent toute circulation pendant la matinée, se rapprocheront du nouveau périmètre, laisseront, à la grande joie des habitants, les rues qu'ils occupent, et iront se placer rue Saint-Honoré, rue du Four, rue des Prouvaires, etc., etc.; les rues de la Tonnellerie et de la Cordonnerie en sont littéralement pleines chaque jour jusqu'à dix heures ; ces rues devant disparaître ou changer de destination, toutes les voitures qui y sont devront trouver place ailleurs. Elles se poseront donc dans les rues environnant le nouveau marché, où elles apporteront la même gêne et causeront les mêmes embarras.

Nous croyons que la Commission municipale ne s'est pas rendu un compte suffisant du nombre considérable de voitures qui viennent à la Halle, soit pour y apporter, soit pour en emporter des denrées ; du mouvement de toutes ces voitures et de l'espace dont elles ont besoin. S'il en eût été ainsi, M. Boutron n'aurait pas dit dans son Rapport que les rues des Deux-Écus, de Rambuteau, etc., seraient livrées *constamment à la circulation générale.*

Ces réflexions, qui nous ont été suggérées par l'état si insalubre du marché actuel, et par la crainte de voir persister les mêmes causes d'insalubrité et de gêne pour la circulation dans le marché projeté, nous amènent tout naturellement à désirer autre chose que ce qui a été adopté. A notre avis, le projet qui conduirait au meilleur résultat devrait avoir pour but de transporter au loin la vente en gros des légumes. Plus nous y avons réfléchi, plus nous avons étudié cette question dans tous les sens, et plus nous nous sommes convaincu de l'utilité qu'il y aurait pour tous à faire disparaître du centre de la ville une vente qui appelle tant de monde et tant de voitures sur un point étroit, et qui doit être librement traversé à toute heure de jour et de nuit.

Cette opinion, soutenue déjà avec talent par un des membres les plus considérables et les plus travailleurs du Conseil général, a rencontré jusqu'alors peu de partisans; elle a eu l'honneur d'être longuement discutée et combattue dans le rapport fait au sein du Conseil municipal. Nous en demandons pardon à M. le rapporteur, mais nous croyons qu'il s'est exagéré les dangers de ce déplacement, et nous pensons qu'étudié à un autre point de vue que celui de la centralisation, on aurait pu y trouver un avantage réel et incontestable.

Il faut bien le dire aussi, il y a dans cette proposition quelque chose de hardi, je dirais presque de révolutionnaire, qui saisit et épouvante certains esprits habitués à hésiter dès qu'il s'agit d'une innovation un peu importante. Forcer les marchands à passer de la rue Saint-Honoré dans le nouveau périmètre demande peu d'énergie; mais leur faire traverser la rivière, ou les obliger à rester sur un boulevard extérieur, c'est pour ces mêmes esprits aller beaucoup trop loin.

Quoi! disent quelques critiques, enlever le marché de la place qu'il occupe depuis des siècles! mais c'est presque un sacrilége. C'est, en effet, une chose très-convenable et très-sage que de respecter les monuments et les établissements qui ont eu des siècles d'existence; tout autant qu'un autre nous respectons ce sentiment de vénération que nous trouvons fort louable, nous en donnerons bientôt la preuve; cependant, lorsqu'il s'agit d'une amélioration dont l'utilité incontestable doit produire une influence salutaire sur une grande partie de la population, dût-on faire disparaître jusqu'aux traces des choses les plus antiques, il n'y a point à hésiter, le changement doit être opéré.

Ceux qui, pour défendre leur projet ou leurs opinions, se sont servis de l'histoire du marché, ont commis une grave

erreur en supposant qu'on voulait faire disparaître complétement le marché ; personne n'a eu cette pensée, et nous ne
l'avons trouvée dans aucun projet ; tous, au contraire, sont
d'accord sur les nécessités de conserver un marché largement
approvisionné de toutes les denrées. Le désaccord n'arrive
que pour la vente en gros, que les uns trouveraient plus convenablement placée sur un point moins central, et nous
sommes de ce nombre ; tandis que d'autres pensent qu'il
vaut mieux tout laisser au centre, en agrandissant l'espace
destiné à la vente.

L'emplacement d'une partie du marché actuel remonte,
en effet, à Louis VI, dit le Gros ; mais quelle fut la cause de
ce choix ? Il y avait alors dans la cité un marché sur le bord
de la rivière, près de l'église Saint-Germain-le-Viel, et qu'on
nommait *Marché Palu*. Ce marché devenant trop petit, on
en établit un deuxième sur la place de Grève, près de la Seine.
Cette situation était excellente, parce que les approvision-
nements pouvaient aisément arriver par la rivière, et les
immondices être rejetées par la même voie. Mais les bour-
geois de la Grève et du Monceau se plaignirent et deman-
dèrent le déplacement de ce marché ; Louis VI prit la réso-
lution d'en établir un autre, très-vaste, dans le terrain dit
les Champeaux, en dehors de la ville... Il y avait dans ce
choix d'un terrain situé en dehors de la ville, et très-éloigné
des habitants de la rive gauche, une pensée que nous aurions voulu voir intervenir dans les décisions récentes.
Évidemment le roi voulait laisser toute facilité aux mouvements intérieurs de la ville.

Ce marché prit un accroissement considérable. Louis le
Jeune, successeur de Louis VI, supprima celui qui était sur
la place de Grève ; Philippe Auguste fit construire près de ce
marché deux halles, et y transporta la foire de Saint-Lazare.—
Peu à peu ce lieu devint le point de réunion et de vente de toutes sortes de marchandises. C'était, à vrai dire, une halle
générale ; on y vendait tous les objets nécessaires aux habitants

de la ville : du vin, des bœufs, des porcs, des légumes, du drap, de la toile, etc., etc. ; les marchands étaient même tenus de s'y rendre. Les rues de la Lingerie, de la Cordonnerie, etc., ont pris leur nom du genre de commerce qui y était établi. On fut obligé d'agrandir considérablement et de rebâtir de nouveaux abris. Malgré ces agrandissements successifs, il ne fut plus possible de tenir une halle générale dans cet espace autour duquel avaient été construites beaucoup de maisons et établies des rues très-étroites. Il fallut donc rejeter au loin, *déplacer* certains marchands. C'est ainsi que le marché aux bœufs et aux porcs, qui se tenait rue des Bourdonnais, rue Tirechappe et rue Saint-Honoré, fut placé, en 1410, hors la ville, à la porte Saint-Honoré ; le marché aux pourceaux était, sous François Ier, près la Butte-des-Moulins. Il en fut de même du marché à la volaille, qui se tenait sur le quai de la Mégisserie, nommé alors *Vallée de la Misère :* on le transporta, en 1679, sur le quai des Augustins.

Les rues Pierre-à-Poisson et de la Saunerie nous donnent à penser que là aussi se vendaient autrefois des poissons, lieu d'autant mieux choisi que ces rues sont près de la rivière. Peu à peu de nouvelles transformations eurent lieu : les marchands, qui étaient obligés à venir vendre aux Halles, ne se voyant plus poursuivis, le commerce se fit d'une autre manière. Le marché devint surtout marché d'objets nécessaires à l'alimentation. Et cependant on éloigna les choses les plus embarrassantes : les animaux, le vin. Qui donc aujourd'hui pourrait se plaindre de voir une halle aux vins spéciale et éloignée du centre ; la vente des bœufs et des moutons placée à Poissy et à Sceaux, la volaille de l'autre côté de la rivière ? Et pourquoi donc ne suivrait-on pas le salutaire exemple donné par nos devanciers ? Les marchands ont-ils cessé d'approvisionner ces nouvelles halles ?

On a donc tort de rappeler les faits historiques pour faire maintenir le marché où il est. Et que reste-t-il du marché

de Louis VI, des Halles de saint Louis et de François Ier?
Tout, à l'exception de l'emplacement du marché dit à la Verdure et des Piliers, n'est-il pas nouveau dans le marché?
Les halles aux beurres, le marché des Innocents, le marché
des Prouvaires sont de fraîche date, et malgré toutes ces
constructions les marchands sont toujours à l'étroit.

Quoi! dit-on encore, enlever au quatrième arrondissement ce marché qui le fait vivre, qui lui donne la vie et le
mouvement; c'est une grande folie!

Nous nions absolument le fait que la Halle et le marché
des Innocents font vivre le quartier : ils l'empoisonnent, ils
l'infectent et ils le gênent. Voilà la vérité tout entière.

Le marché est borné au nord par les rues Montmartre,
Montorgueil, Neuve-Rambuteau et rue aux Fers; au sud,
par le quartier des Bourdonnais; à l'est, par la rue Saint-
Denis; à l'ouest, par la Halle aux blés.

Est-ce que la mercerie en gros de la rue Saint-Denis, la
droguerie de la rue des Lombards, la rouennerie de la rue
Saint-Martin, les cuirs de la rue Mauconseil, la draperie, la
bonneterie et la toile de la rue des Bourdonnais trouvent
une importance nouvelle au voisinage de la vente en gros
des denrées? Non, à coup sûr : le nombre considérable des
voitures qui viennent chaque jour au marché occasionne, au
contraire, un encombrement fort préjudiciable à ces diverses
branches de commerce.

Les habitants de Paris qui vivent réellement des Halles se
trouvent dans les rues de la Cossonnerie, des Prêcheurs,
sous les piliers, dans cette immense maison qu'on appelle les
Charniers des Innocents. Si l'on pénètre dans les allées sombres de ces maisons, on est asphyxié par l'odeur de marée
que conservent les paniers qui servent à la vente du poisson,
ou par une odeur nauséabonde de choux qui pourrissent,
de poisson salé, de fromage, etc., etc.

Ces habitants, accompagnateurs obligés de toute halle en
gros, emportent avec eux les émanations les plus fortes du

marché, et en propagent les funestes effets avec d'autant plus d'énergie, qu'ils habitent des rues étroites et les maisons les plus sales et les plus mal tenues de Paris.

Que les gens qui viennent s'approvisionner au marché profitent de ce petit voyage pour entrer, sur leur route, dans les différents magasins des rues Saint-Honoré, Montmartre et Montorgueil, cela peut être; mais les mêmes personnes feraient les mêmes emplettes en se rendant à un marché ordinaire. Notons cependant que s'il y avait quelque chose de vrai dans cette crainte de porter préjudice aux intérêts commerciaux du quartier, le déplacement seul qui va avoir lieu suffirait pour nuire aux marchands, puisque, dans cette reconstruction du marché, les légumes qui se vendent rue Saint-Denis et rue de la Ferronnerie se vendront près de la Halle aux blés.

Dans cette grave et importante question de l'agrandisse-. ment des Halles centrales d'approvisionnement, on s'est, à notre avis, beaucoup trop préoccupé de la centralisation. Les pouvoirs aiment à tout centraliser, afin de tenir plus facilement un *tout* complet dans leurs mains ; mais, répétons-le encore une fois, pense-t-on réunir toutes les ventes dans le lieu depuis si longtemps consacré aux Halles? Est-ce que déjà une partie des denrées n'a pas été expulsée avec grande raison ? Une halle de plus, destinée à la vente en gros des légumes, n'empêcherait en aucune façon les marchands de venir, aux jours indiqués, dans les divers marchés de la capitale, et ne nuirait point à l'action efficace et tutélaire de la police et de l'administration.

Il y a, sans doute, dans tous les marchés neufs, un moment de transition, et la clientèle a besoin d'un peu de temps pour abandonner les anciennes habitudes. Le marché neuf de Farring-don, à Londres, quoique beaucoup plus commode que l'ancien marché de New-gate, qui est dans un très-mauvais état, n'est point visité par un aussi grand nombre de vendeurs et d'acheteurs. M. Ballard, dans son rapport, dit à cette occasion que la centralisation a une puissance attractive qu'il est difficile de maîtriser. Nous ne contestons point la puissance attractive de la centralisation ; aussi ne demandons-nous point des marchés partiels, pourvus, comme à Londres, celui-ci de légumes et de fruits, celui-là de viandes ou de poissons. Nous voulons, au contraire, des marchés complets, approvisionnés de toutes les denrées nécessaires, et convenablement répandus dans tous les arrondissements de Paris.

Le marché neuf de Farring-don n'est pas d'ailleurs si dépourvu d'acheteurs que le pense M. Baltard, puisque, en donnant la somme des revenus de chaque marché de Londres, on trouve la différence suivante pour 1841 :

New-gate. 98,575
Farring-don. 22,550

Ces 22,550 fr. de revenu prouvent qu'il y vient encore un certain nombre de marchands et d'acheteurs.

Il y a à Londres plusieurs marchés spéciaux, tandis qu'il n'y a pas un seul marché général ; on est obligé d'aller à tel marché pour le poisson, à tel autre pour le fruit, etc. Il n'en est point ainsi à Paris : « Le marchand de comestibles, le maître d'hôtel, dit M. Baltard, pourra recueillir et remporter de la Halle, sans autre perte de temps, l'approvisionnement nécessaire pour garnir la plus plantureuse boutique, et défrayer la table du maître le plus gourmet. » Mais il nous semble que les mêmes avantages se rencontrent aux marchés Saint-Honoré, Saint-Germain et de la Madeleine, et nous ne pensons pas que les marchands de comestibles ou les maîtres d'hôtel aient souvent recours aux paysans de la Halle pour acheter les beaux fruits que l'on voit exposés chez eux ; la plupart de ces marchands ont des jardiniers qui vont directement leur remettre et leurs primeurs et leurs plus beaux fruits.

Parmi les objections faites par M. Boutron, rapporteur,

il en est une très-sérieuse qui demande à être mûrement ré-
fléchie, et qui dénote de la part de son auteur une vive sollicitude en faveur des habitants : c'est celle qui est basée
sur la crainte de voir le nouveau marché rester vide, et les
marchands persister à ne pas vouloir s'y rendre. Certes, si
cette crainte fort respectable pouvait se réaliser, si réellement le marché devait rester vide, mieux vaudrait supporter
une gêne plus grande, et même des causes nouvelles d'insalubrité, que d'être privé des denrées si nécessaires à la population. Mais nous pouvons affirmer que tant qu'il y aura
des bénéfices à faire, ou seulement à espérer, dans la vente
des légumes, il y aura des marchands. C'est là une vérité que l'on peut ériger en axiome et qui doit bannir toute
crainte.

Placer au centre d'une ville une halle vaste, commode,
bien approvisionnée, vers laquelle peuvent aisément se rendre tous les habitants, peut paraître en effet une chose convenable; et quoique, pour nous, nous pensions qu'il soit
plus utile d'établir cette halle sur les bords de la rivière,
afin de priver immédiatement la ville de toutes les immondices, de toutes les émanations nuisibles d'un marché, nous
comprenons cependant qu'on agisse ainsi dans une ville
neuve et peu étendue. Mais nous n'avons point à considérer
ici ce qui pourrait se faire dans une ville neuve, où on aurait, à l'avance, pu donner aux rues une largeur en harmonie avec les besoins de la circulation. N'oublions pas qu'il
s'agit de Paris, ville immense, qui s'accroît sans cesse, dont
tous les habitants ne peuvent venir s'approvisionner au centre; le temps, ce bien si précieux pour tous, leur manque
absolument.

Et quant à ces mots de Napoléon, rappelés par M. le
comte de Rambuteau, dans un discours solennel : « *Les
Halles sont le Louvre du peuple* », ils n'ont, pour nous, d'autre signification que celle-ci : il faut, dans les quartiers ha-
bités par le peuple, des halles bien approvisionnées, afin

que le peuple puisse y trouver, à peu de frais et sans perte
de temps, t utes les denrées dont il a besoin.

PLACE DES INNOCENTS.

Nous avons omis jusqu'à présent, et à dessein, de parler
de la destination accordée à la place des Innocents dans le
projet de reconstruction des Halles. Il nous a paru que cette
partie de notre sujet, à laquelle nous attachons une grande
importance, devait être traitée séparément.

La place des Innocents, bornée à l'ouest par la rue de la
Lingerie, qui est la limite est du nouveau périmètre, se trouve
en dehors de ce périmètre, et cependant elle est conservée
comme *marché*. Aussi, lorsqu'on jette les yeux sur le plan
général de reconstruction, est-on frappé de l'effet disgra-
cieux produit par ce long marché situé non-seulement en
dehors, mais à l'un des angles du périmètre, et se demande-
t-on comment un architecte distingué a pu consentir à cou-
dre à son plan un marché qui en altère la beauté et la ré-
gularité.

L'administration de la ville n'a point trouvé convenable
sans doute d'abandonner cette place aux habitants, comme
place de promenade ; nous lui aurions su gré de cette gé-
nérosité, digne d'une administration éclairée et jalouse de
procurer aux habitants tout le bien-être dont ils ont besoin.

Nous allons faire nos efforts pour démontrer combien il
serait utile de laisser cette place libre.

Dans l'état actuel des choses, le marché des Innocents est
consacré principalement à la vente des fruits. La vente en gros
se fait le matin, jusqu'à neuf et dix heures, en plein vent,
au pied de la fontaine ; elle n'est point assez considérable
pour tenir toute la place, et les côtés sud et est sont le plus
souvent occupés par des paysans qui vendent eux-mêmes en
demi-gros et au détail quelques légumes légers, oseille, salade, haricots verts, etc., etc., et, dans l'été, des paniers de
cerises et de fraises. La vente au détail des fruits a lieu tout

le jour autour de la place, sous des abris couverts, et n'occupe
encore qu'une partie de ces abris ; le côté sud reste ordinairement vide.

Lorsque la vente en gros est terminée, la place des Innocents est accordée à de pauvres femmes qui, moyennant un
droit de 10 cent., obtiennent l'autorisation de vendre en
plein air et sur des tables toutes sortes de légumes au détail.
Il y a donc, sur cette place, trois sortes de vente.

Le matin, vente en gros des fruits, remplacée ensuite
par la vente en détail de légumes de toutes sortes ; enfin,
pendant toute la journée, vente en détail de fruits sous les
abris du pourtour. A l'exception de cette dernière vente, qui
est transportée dans le pavillon n° 8, avec le beurre, les
œufs et le fromage au détail, la destination actuelle de ce
marché est conservée dans le nouveau projet. Mais l'administration, qui ne paraît pas disposée à mettre à couvert la
vente en gros des légumes, prend ici une grande détermina-
tion : elle se décide à couvrir la place des Innocents, malgré
la dépense que ces constructions devront occasionner.

M. Boutron dit, page 72 de son Rapport : « Dans l'inté-
« rêt de la santé et du bien-être des approvisionneurs,
« ainsi que pour la conservation des fruits dont la pluie ou
« un soleil ardent altère promptement la fraîcheur et leur
« enlève beaucoup de leur valeur vénale, l'administration
« croit utile de couvrir toute la superficie du marché d'un
« grand comble qui mettrait les cultivateurs et leurs denrées à
« l'abri des inconvénients que nous venons de signaler. »

Nous sommes à regret obligé de faire remarquer ce passage. C'est pour mettre à l'abri *les cultivateurs et leurs fruits*
que l'administration consent à une aussi forte dépense. Il
n'est pas dit un mot, dans tout le chapitre, des pauvres femmes qui, pendant tout le jour, restent exposées au soleil, aux
vents ou à la pluie, attendant les acheteurs qui, pour la plupart pauvres aussi, viennent chercher qui pour deux sous,
qui, hélas ! pour un sou de pommes de terre, salade ou hari-

cols, etc., et cependant le nombre de ces marchandes pauvres et mal vêtues, inscrites en grande partie au bureau de bienfaisance, est trois ou quatre fois plus grand que celui des cultivateurs, marchands de fruits en gros. Notons aussi que les fruits dont *la fraîcheur est si facilement altérée par la pluie ou un soleil ardent*, et qui ont si vivement éveillé l'attention de l'administration, ne font qu'une courte apparition sur le marché, qu'ils sont bien soigneusement enveloppés, et qu'on ne les montre qu'un moment aux regards curieux et avides de l'acheteur. Ce n'est pas tout : « Pour que cette mesure atteigne le but qu'on se propose, il « faut indispensablement déplacer la fontaine qui est au cen- « tre de ce marché. »

Qu'est-ce donc que cette fontaine des Innocents ?

« A l'angle formé par la rencontre des rues aux Fers et Saint-Denis, on voyait une jolie fontaine adossée à l'église des Innocents. Cette belle construction était due aux talents réunis de Pierre Lescot et de J. Goujon. Lors de la démolition de l'église, on chercha les moyens de conserver ce précieux monument de la sculpture du seizième siècle. Un ingénieur nommé Six proposa d'ériger une fontaine au centre du marché des Innocents et de conserver pour la construction tous les éléments reproduits dans le gracieux monument de la rue aux Fers. Sa proposition fut heureusement adoptée ; on démolit d'abord, ou plutôt on détacha lentement et avec précision toutes les parties qui formaient la décoration de cette fontaine. Mais les deux faces de la décoration ancienne étaient insuffisantes pour orner les quatre côtés de la nouvelle fontaine ; il fallait y suppléer par de nouveaux bas-reliefs, ajouter, et c'était là le plus difficile, aux cinq figures de naïades exécutées avec tant de grâce, par J. Goujon, trois autres naïades dans le même style. Voici de quelle manière on opéra : les pierres des deux faces anciennes furent employées à la construction des quatres faces, on les mêla alternativement avec des pierres nouvelles et toutes préparées ; on

donna aux unes et aux autres une teinte générale, qui détrui-
sit la différence de leur couleur. Par cet amalgame de pierres, par cette teinte commune qu'elles reçurent, l'ensemble
du monument fut en harmonie parfaite avec ses anciennes
parties, et son architecture conserva son caractère primitif,
sans qu'on pût apercevoir aucun des nouveaux raccords.
Les trois naïades ajoutées sont dues à M. Sajou. Cette fontaine
est la plus jolie, la plus coquette de toutes celles qui déco-
rent la capitale (1). »

L'administration, dans sa vive sollicitude en faveur des
cultivateurs, et surtout en faveur des beaux fruits, prunes et
abricots, qu'ils apportent au marché, n'hésite point à repor-
ter ailleurs cette fontaine, au risque de briser ces précieuses
naïades, de J. Goujon, œuvre admirée pendant des siècles, et
qu'on a transportées avec tant de soins, tant de précautions, il
y a à peine soixante ans, sur le marché des Innocents : et
le Conseil municipal ne fait aucune tentative pour retenir
le magnifique monument sur la place dont il porte le nom !
La Commission trouve qu'en raison de la grande humidité
que cette fontaine entretient, et de la gêne quelle occasionne
aux voitures de fruits, qui arrivent en foule sur le carreau,
il est convenable de l'enlever.

« C'est donc autant par respect pour le beau monument de
« la renaissance, si digne de l'admiration des archéologues,
« que dans l'intérêt du marché lui-même, que la Commis-
« sion s'est décidée à proposer l'enlèvement de la fontaine
« des Innocents, en laissant à l'administration le soin d'en
« faire l'ornement d'une des grandes places publiques de
« Paris. »

La Commission s'en rapporte à l'administration pour le
choix de la place, c'est agir prudemment ; il nous semble
qu'il lui eût été difficile d'en désigner une, car la ville de
Paris, si grande et qui a tant besoin d'air, est très-pauvre en

______

(1) *Dictionnaire des rues et monuments de Paris,* par MM. Félix et
Louis Lazarre.

places publiques. L'auteur des plans de reconstruction des Halles, M. V. Baltard, va plus loin encore que la Commission municipale, il propose de briser la fontaine, et de l'élever *sur trois faces*, à la réunion des rues Montmartre et Montorgueil, mettant ainsi à néant tout ce qui a été fait en 1788.

Bien des villes de France, pourvues de belles places, font de grands sacrifices afin de pouvoir les orner de fontaines, ou de monuments élevés à la gloire des hommes célèbres qui ont illustré leurs murs : il n'en est pas de même à Paris, où l'administration, en raison du petit nombre de places publiques, se voit obligée de terminer les rues par des monuments : nous avons déjà la fontaine Cuvier, la fontaine Molière, nous aurons bientôt la fontaine des Innocents pour orner le point de réunion des rues Montmartre et Montorgueil. Ombres illustres et vénérées de J. Goujon et de Pierre Lescot, que penserez-vous de nos modernes administrateurs, et surtout de votre frère en architecture ?

Il y a cependant, à notre avis, une chose beaucoup plus simple, beaucoup plus facile, et surtout beaucoup plus économique à faire ; c'est de garder la place et la fontaine, et de mettre les marchands ailleurs.

On va construire huit pavillons, ayant chacun leur destination ; il nous paraît très-facile de consacrer un de ces pavillons à la vente spéciale des fruits en gros, demi-gros et détail ; ainsi, marchandises, vendeurs et acheteurs seraient abrités de la pluie ou du soleil ; et si on allègue que cela n'est plus possible, parce que chaque pavillon a déjà sa destination, nous répondrons que ceci ne peut être arrêté à tout jamais, et s'il en était ainsi, nous aurions bien d'autres reproches à faire au projet, car la distribution des pavillons est en général très-mauvaise. Ainsi, pour ne citer qu'un exemple, la verdure en gros se vendra sur le trottoir et dans le pavillon n° 1, situé près la Halle aux blés, tandis que la verdure au détail se vendra sur la place du marché des Innocents, c'est-à-dire à l'autre extrémité de la Halle.

Il faudrait, autant que possible, pour éviter les déplacements et les mouvements qui encombreront les rues, que la vente au détail fût voisine de la vente en gros, et prît même pendant le jour la place occupée par celle-ci le matin.

Nous voyons figurer le pavillon n° 3 comme étant destiné à la vente des huîtres ; or, il y a à peine deux ans qu'une halle spéciale a été construite rue Montorgueil à cet effet : nous ne pouvons penser qu'on veuille de nouveau déplacer cette vente ; c'est donc un pavillon qui reste sans destination et dans lequel on pourrait aisément placer la vente des fruits.

Quant aux marchands de légumes, qui doivent aussi trouver place sous le grand comble des Innocents, nous dirons, 1° qu'il y a déjà deux pavillons, les n°ˢ 1 et 2, destinés à la vente des légumes ; 2° que parmi les femmes qui vendent actuellement sur la place des Innocents, beaucoup sont attirées par la modicité du droit, qui n'est que de 10 centimes, et qu'elles ne vendront probablement plus, lorsque le prix des places sera augmenté, ce qui arrivera certainement alors que la ville aura fait tous ses travaux. Comme il faut penser à tout le monde, nous croyons qu'on pourrait trouver une place pour ces pauvres femmes sous les trottoirs abrités, ou couvrir encore pour elles un des dallages qui auront servi le matin à la vente en gros.

Ainsi, l'administration qui veut mettre à l'abri les marchands de fruits, les cultivateurs qui désirent préserver leurs marchandises des rayons du soleil, les admirateurs de la splendide fontaine des Innocents, tous seraient satisfaits ; la place des Innocents deviendrait libre, à la grande satisfaction des hommes qui s'occupent d'hygiène publique.

L'administration croit faire une chose utile en consacrant une somme importante à la reconstruction des Halles centrales d'approvisionnement, elle ne ferait pas une chose moins utile en consacrant à la promenade la place des Innocents. Aurons-nous besoin d'entrer dans de longs développements,

et devrons-nous discuter ici les principes les plus fonda-
mentaux de l'hygiène publique, pour faire comprendre l'importance de cette mesure ? Nous ne le pensons pas ; l'administration sait, comme nous, que la multiplicité des places
publiques contribue puissamment à l'entretien de la santé
des habitants, et que l'hygiène lui fait un devoir d'en augmenter autant que possible le nombre.

L'administration sait si bien cela, que dans le projet des
nouvelles rues qui doivent être ouvertes sur l'emplacement
de la mairie du deuxième arrondissement, elle demande
aux architectes de laisser un terrain vide pour y établir une
place publique. Or, s'il est nécessaire de faire une place dans
un quartier neuf, sain et proche des boulevards, il doit être
de la plus grande utilité, de la plus grande urgence d'en faire
autant dans un des plus vieux quartiers de Paris.

Toutes les rues qui environnent la place des Innocents,
même à une certaine hauteur du côté des boulevards, sont
étroites, insalubres ; elles sont habitées par une population
peu aisée, vivant de son travail ; les enfants, qui y sont en
grand nombre, comme dans tous les quartiers populeux,
n'ont pour respirer à l'aise, et se livrer aux exercices si nécessaires à cet âge, que ces rues sombres et humides, où de petites cours très-sales et très-malsaines. Ces enfants, pâles, ché-
tifs, la plupart scrofuleux, ont le plus grand besoin d'une vaste
place où ils pourraient recevoir les influences salutaires d'un
air vif et pur. D'un autre côté, les malades, les convalescents
n'ont pas un endroit pour aller s'asseoir au soleil, ou faire
des promenades utiles pour ramener l'agilité et la force
dans leurs membres engourdis par une longue maladie.
Combien de fois n'avons-nous pas souffert de voir nos malades attendre longtemps, dans une chambre mal aérée, le
retour de la santé ! Tous ces inconvénients, qui influent d'une
manière très-fâcheuse sur la santé publique, disparaîtraient
si l'on voulait nous concéder ce que nous demandons.

L'administration nous répondra, sans doute : « Le marché

nouveau sera coupé par de larges rues plantées d'arbres qui formeront une sorte de boulevard, où se feront, le matin, la vente en gros des légumes; dans le jour, ce boulevard, devenu libre, pourra servir de promenade. On n'a donc pas besoin de transformer la place des Innocents en place publique. »

Mais ces boulevards, où se seront vendues, pendant cinq ou six heures de la journée, toutes sortes de denrées, et qui borderont les Halles aux poissons, au beurre, n'offriront point d'assez bonnes conditions hygiéniques pour que les médecins puissent conseiller à leurs convalescents de s'y promener, et les parents n'y auront point la tranquillité d'esprit qu'ils auraient sur une place fermée par des grilles et parcourue seulement par des promeneurs; ils n'oseront donc point y envoyer leurs enfants, dans la crainte d'accidents. Ces promenades autour d'un marché ne sont point saines; malheureusement l'administration de la ville ne voit point comme nous à cet égard, car elle construit des écoles, des salles d'asile autour des marchés. C'est ainsi que les écoles et asiles du 4e arrondissement sont dans la Halle aux draps; que des écoles ont été construites dans le marché de la Vallée, précisément au-dessus de la tuerie des volailles, tuerie d'où s'exhalent des miasmes d'une odeur fort nuisible et fort désagréable. C'est ainsi qu'on en construit en ce moment au marché des Blancs-Manteaux, etc. Nous sommes surtout préoccupé des soins hygiéniques à donner aux enfants des ouvriers et des petits commerçants, qui, ne pouvant accompagner leurs enfants, ni les envoyer au loin, au jardin des Tuileries, par exemple, les confient ordinairement à des femmes chargées d'en conduire plusieurs. Où vont ces femmes ? Elles allaient dans la rue de Rambuteau lorsque cette rue nouvelle n'était point terminée ni habitée, et passagère comme elle l'est aujourd'hui. Ceux qui ont longé souvent cette rue dans les soirées d'été pendant qu'on la construisait, ont pu être frappés comme nous de la nécessité des prome-

nades publiques, en apercevant le nombre considérable d'enfants et de mères venant s'asseoir sur le trottoir pour respirer l'air qu'elles ne trouvaient point dans leurs chambres
exiguës.

Ces femmes vont à présent sur les quais ; mais ces longues
rues bordant la rivière, très-agréables pour les habitants
qui vont à leurs affaires, ne conviennent pas aux enfants ;
ils ne peuvent s'y livrer à aucun jeu ; d'ailleurs, les cou-
rants d'air très-forts qui y règnent sont dangereux pour eux
aussi bien que pour les convalescents qui, en général, s'en
trouvent fort mal.

Que nous ne soyons pas compris quand nous demandons
le déplacement de la vente en gros des légumes ; que,
poussés par une sollicitude respectable, l'administration et le
Conseil municipal ne soient pas, comme nous, convaincus
qu'il n'y aurait, dans ce déplacement, aucun effet fâcheux
sur les habitants, nous nous y attendons et nous nous incli-
nons d'avance, quoiqu'il nous en coûte, devant la décision
administrative, en faisant nos réserves pour demander,
plus tard, qu'on tienne sévèrement la main à toutes
les infractions aux lois de la salubrité. Mais quant à la
conservation de la place des Innocents et à son maintien
comme place, nous espérons être entendu. Lorsque nous
invoquons l'hygiène publique, cette science qui n'a d'autre
but que le bien-être physique et moral des peuples ; lorsque
nous invoquons la santé publique des quartiers les plus populeux du centre de la ville, nous sommes convaincu que
l'administration apportera une sérieuse attention à notre demande.

Par ce travail, nous désirons prouver, ainsi que le
dit M. le comte de Salvandy, « que le médecin s'efforce de
« faire connaître les causes qui agissent sur l'état physique
« des populations, les moyens de résister aux forces délétères,
« les ressources dont l'administration peut s'armer contre
« les fléaux qui ajoutent aux misères déjà si nombreuses

« dont il a plu à la divine Providence d'affecter l'individu,
« celles qui affectent tout d'un coup ou bien d'une manière
« permanente certaines régions, certains climats, etc., etc. »

Et qu'on nous permette encore une nouvelle considération.
L'administration fait tous ses efforts pour embellir Paris,
cette ville dont le nom seul a quelque chose de magique sur
toutes les personnes qui ne l'ont pas visitée. Le nombre de
voyageurs qui accourent vers Paris de tous les points de la
France et de l'Europe est déjà bien grand : mais, grâce à
la rapidité des nouvelles communications, ce nombre augmentera d'une manière considérable. Il ne faut donc négliger
aucun des moyens qui doivent servir à l'embellissement de
la ville; il est surtout convenable de songer aux quartiers
du centre, où se trouvent tant de rues tristes et sombres. La
place des Innocents, ornée de sa magnifique fontaine, régu-
lièrement plantée d'arbres et entourée d'une grille, serait
une des plus belles et des plus utiles de la capitale; elle deviendrait le rendez-vous de tous les enfants et des convalescents du 4ᵉ arrondissement et d'une grande partie des 3ᵉ,
5ᵉ, 6ᵉ et même 7ᵉ arrondissements. Dans le jour, les étran-
gers y viendraient admirer les rares et précieuses naïades de
J. Goujon, si peu appréciées, si peu visitées aujourd'hui, à
cause de la difficulté d'en approcher. Le soir, négociants et
ouvriers pourraient, par une promenade au grand air, se
reposer des fatigues de la journée.

Des salles pour les écoles et asiles établies autour de cette
place seraient dans les meilleures conditions de salubrité
pour les enfants qui, chaque jour de beau temps, descen-
draient, aux heures de récréation, jouer sur la place, au
lieu de rester dans une salle dont l'air, mal renouvelé, est
souvent chargé de miasmes funestes à ces petits êtres. Dans
le même lieu, nous pensons qu'on pourrait trouver l'emplacement nécessaire pour cet établissement de date récente,
mais qui a déjà rendu, dans d'autres arrondissements privi-
légiés, des avantages bien remarquables sur la population

ouvrière, nous voulons parler de l'établissement des crè-
ches. Tout le monde comprend la nécessité d'une crèche
dans les environs du marché. habitants, médecins, administrateurs même, et cependant tous sont à peu près d'accord
qu'il n'est pas possible de trouver un local qui présente les
garanties de salubrité désirables.

La mairie du 4e arrondissement, située à l'extrémité de
l'arrondissement, sur l'impasse nommé fastueusement *place
du Chevalier du Guet*, dans un vieux et affreux bâtiment
tombant en ruine, donne à tous ceux qui ont affaire soit à
l'administration municipale, soit à la justice de paix, soit à
l'état-major de la garde nationale, une bien pauvre idée de
l'importance des administrations municipales. M. le préfet
ayant un jour visité cette mairie, qu'il n'avait peut-être jamais vue, a compris qu'on ne pouvait laisser ce bâtiment
dans un aussi misérable état, et a promis de faire faire de
grandes améliorations.

Ces améliorations consistent à acheter les maisons voisines et faire peut-être une autre entrée rue des Lavandières;
mais, quoi qu'on fasse, quelle que somme que l'on dépense,
on aura toujours de vieux bâtiments qui demanderont des
réparations répétées et coûteuses, et on aura toujours laissé
la mairie dans un carrefour de rues étroites et d'un abord
on ne peut pas plus difficile.

Ne serait-il pas plus convenable et plus avantageux de
transporter la mairie autour de la place?... Toutes les vieilles
maisons de la rue aux Fers seraient remplacées par de nouvelles constructions qui contribueraient à embellir ce quartier, et si l'administration songeait par la suite à donner à la
rue des Lavandières, aux rues des Deux-Boules, Tirechappe,
Thibault-aux-Dez, une largeur suffisante, le 4e arrondissement
n'aurait plus rien à envier aux autres arrondissements sous
le rapport de la beauté et de la salubrité.

Pour nous résumer, nous pensons, avec l'autorité administrative, avec le Conseil municipal, avec toute la popula-

tion de la ville de Paris, qu'il est urgent d'apporter de grandes améliorations à l'état des Halles centrales ; que dans ces améliorations on doit avoir pour but :

1° L'assainissement du quartier des halles ;

2° La facilité des transactions commerciales ;

3° Enfin l'embellissement de la ville.

En faisant disparaître le pâté de maisons si insalubres, compris entre la rue de la Petite-Friperie et le marché à la verdure, et élargissant la rue de la Tonnellerie, de la Cossonnerie, des Prêcheurs, le projet de l'administration, s'il est mis à exécution, contribuera certainement à assainir une portion du marché actuel ; nous devons croire aussi que les nouveaux corps d'abris seront construits dans les meilleures conditions hygiéniques, et que l'administration surveillera mieux qu'elle ne le fait aujourd'hui les Halles aux poissons et à la viande, qui sont, surtout cette dernière, dans un état de malpropreté repoussant.

Mais en laissant continuer la vente des légumes en gros dans les rues, on laisse aussi subsister une des causes les plus graves d'insalubrité.

Les transactions commerciales ne seront rendues plus faciles, ni pour la vente des denrées, ni pour les divers commerces voisins ; nous croyons avoir prouvé que la même gêne sera apportée à la circulation des voitures, soit par les marchands vendeurs qui étaleront leurs marchandises dans les rues, soit par les marchands acheteurs dont les voitures séjourneront jusqu'à neuf et dix heures dans toutes les rues adjacentes.

Le triple but qu'on doit se proposer serait, à notre avis, bien plus facilement et bien plus sûrement atteint, si, au lieu de placer le marché en gros des légumes, et même de toutes les ventes en gros, au centre de la ville, on reportait cette vente sur un des points de la circonférence : par exemple, sous les vents qui règnent le plus souvent sur la ville, afin que les miasmes soient chassés loin d'elle, et

proche la rivière, qui emporterait complétement et rapide-
ment toutes les immondices du marché. Là iraient s'approvisionner tous les marchands fruitiers, tous les maîtres d'hôtel,
tous les maîtres de pension de la ville et de la banlieue ; leurs
voitures ne causeraient aucune gêne dans un lieu où la circulation serait peu active. Le marché des Innocents deviendrait, par ses constructions, un marché modèle, et conti-
nuerait d'être visité par tous les acheteurs de demi-gros et
de détail. — Ce marché aurait besoin de moins d'espace, et
ne nécessiterait pas d'aussi grandes dépenses ; une partie des
économies ainsi faites pourrait être avantageusement ap-
pliquée à l'amélioration des autres marchés, notamment du
marché des Enfants-Rouges, qui est abandonné dans l'état
le plus déplorable.

Quant au troisième but, l'embellissement de Paris, il ne
sera atteint qu'à la condition de transformer le marché des
Innocents en une place publique.

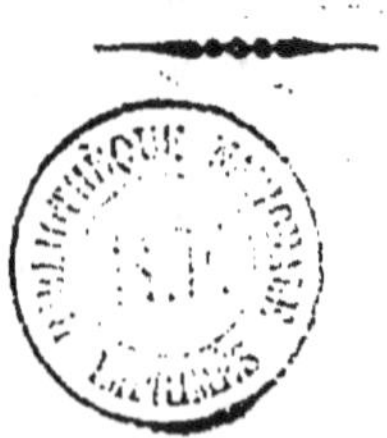